Baby

Note Book Series: Writing Notes

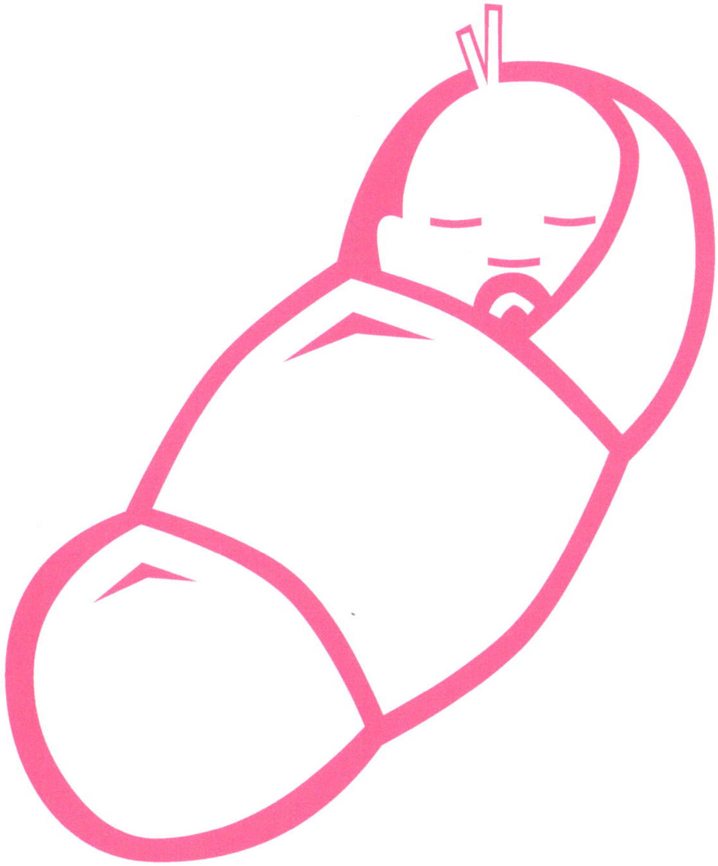

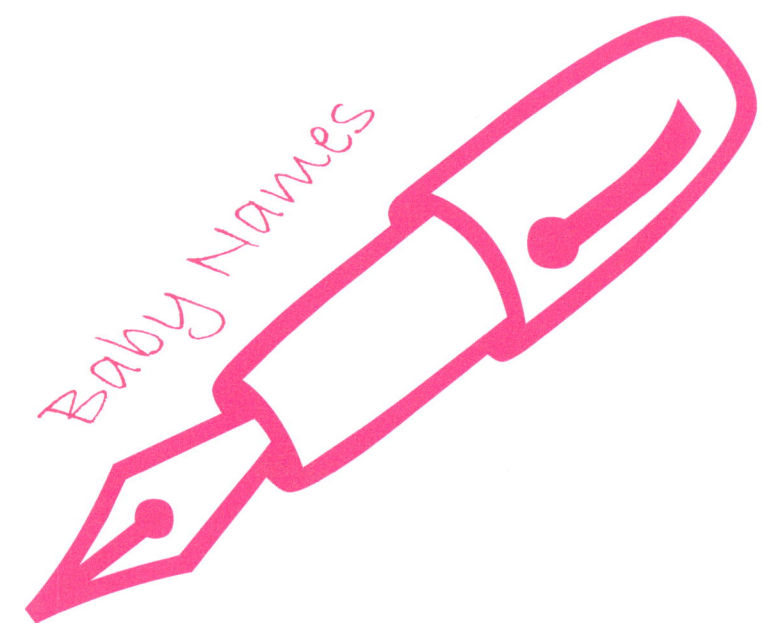

Baby Names

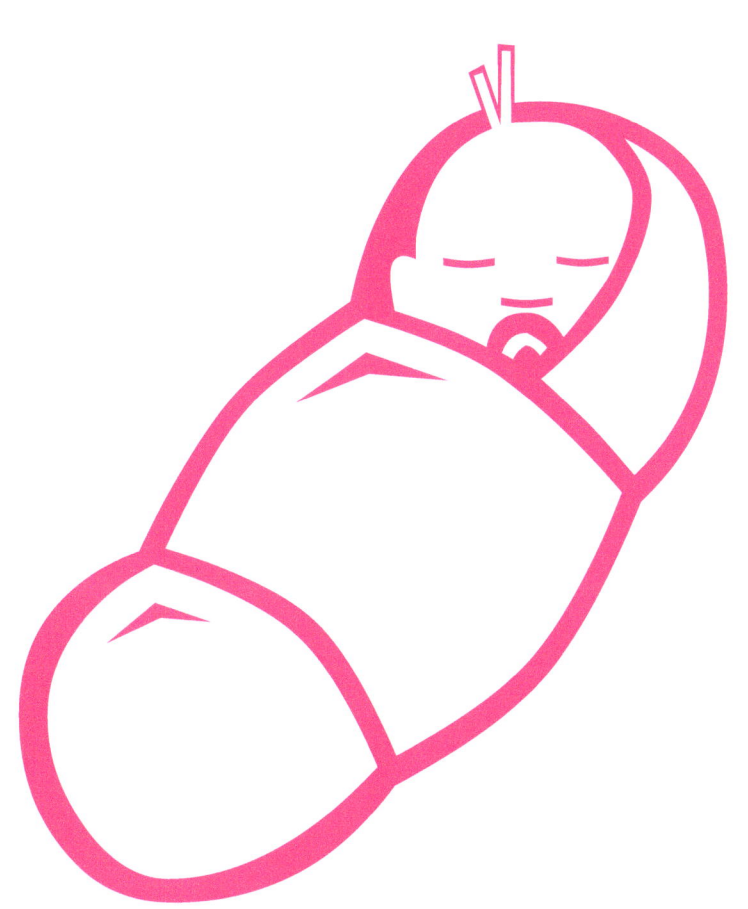

Page 2

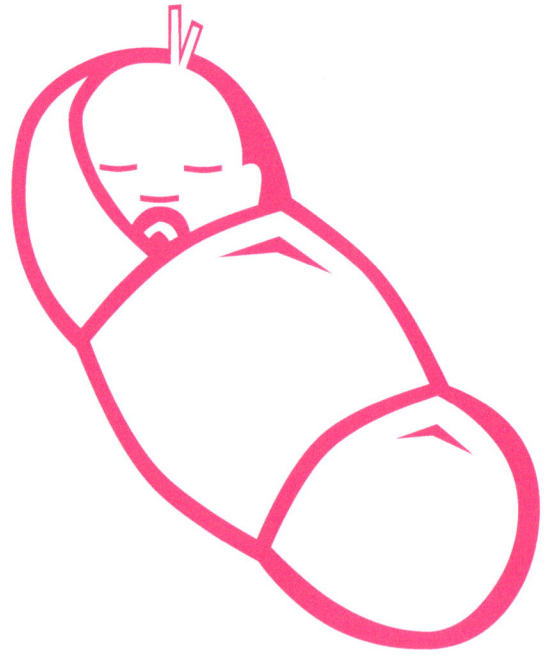

Page 3

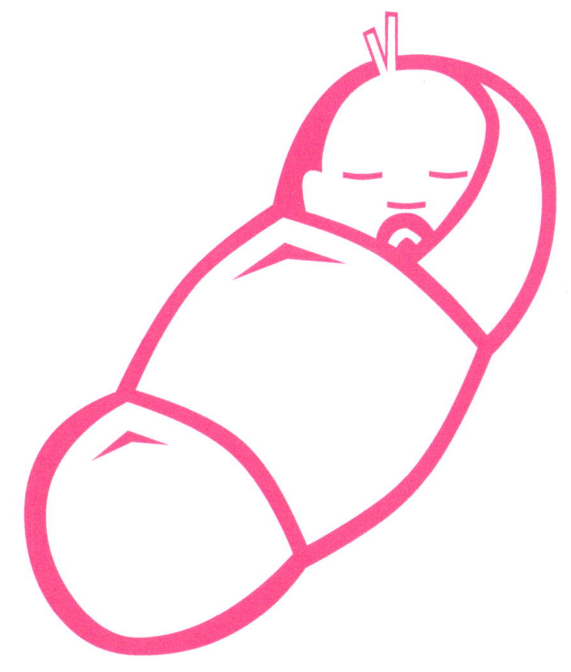

Page 4

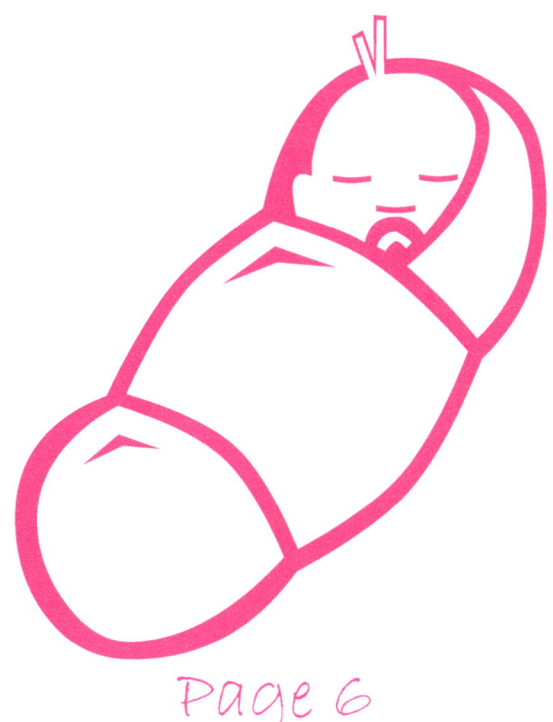

Page 6

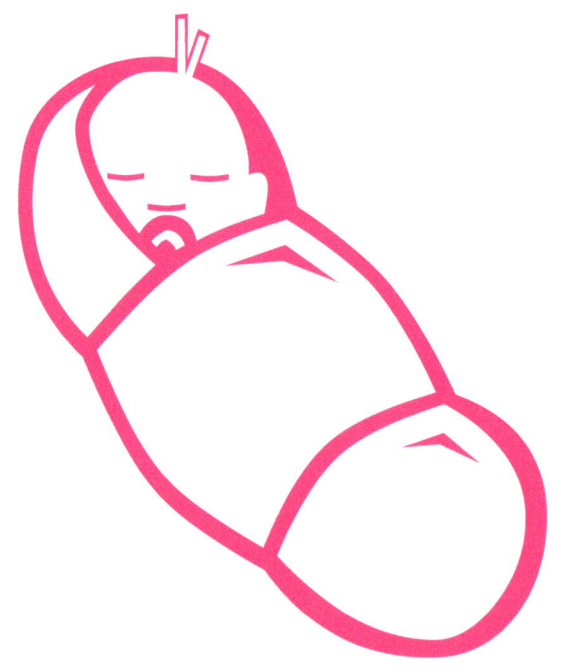

Page 7

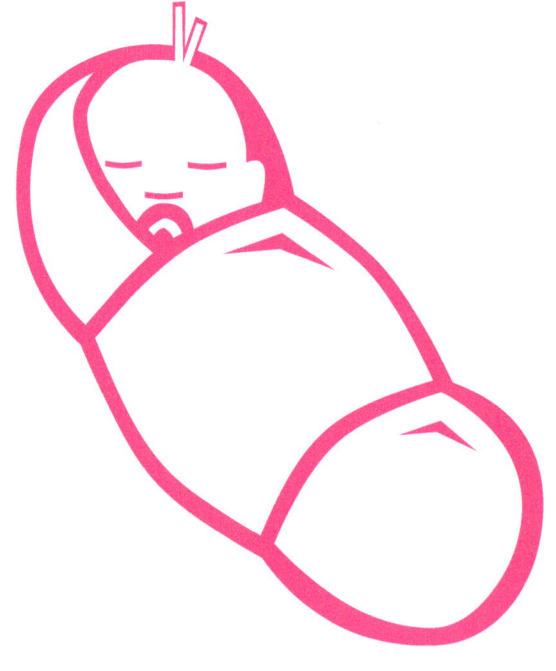

Page 9

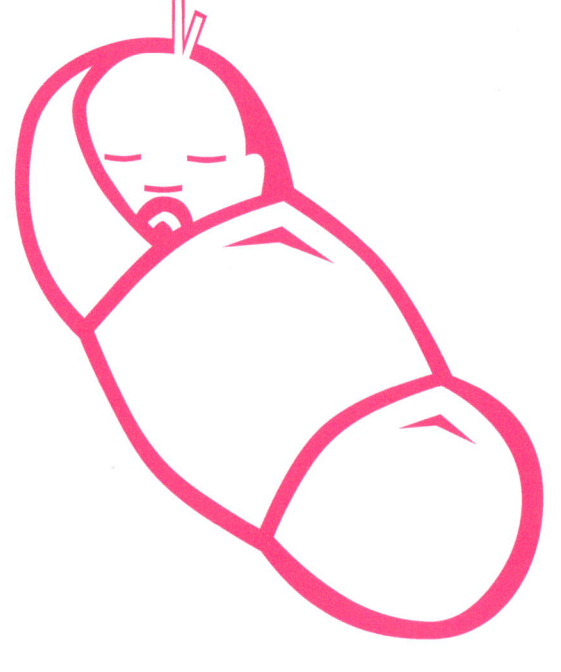

Page 11

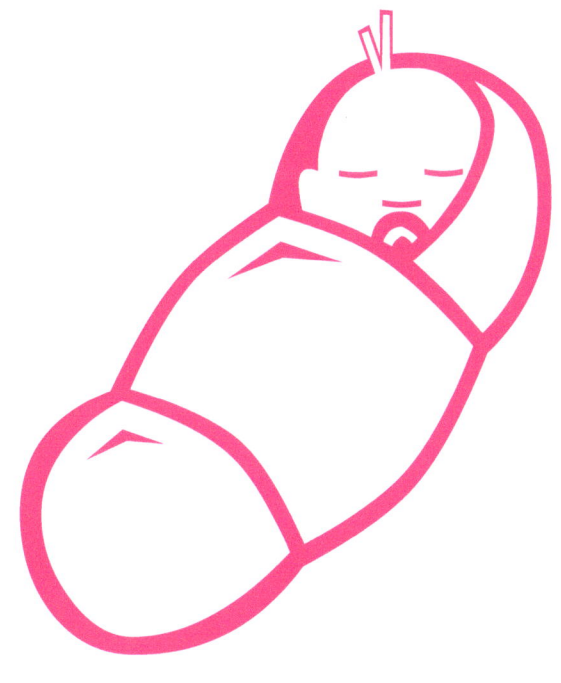

Page 12

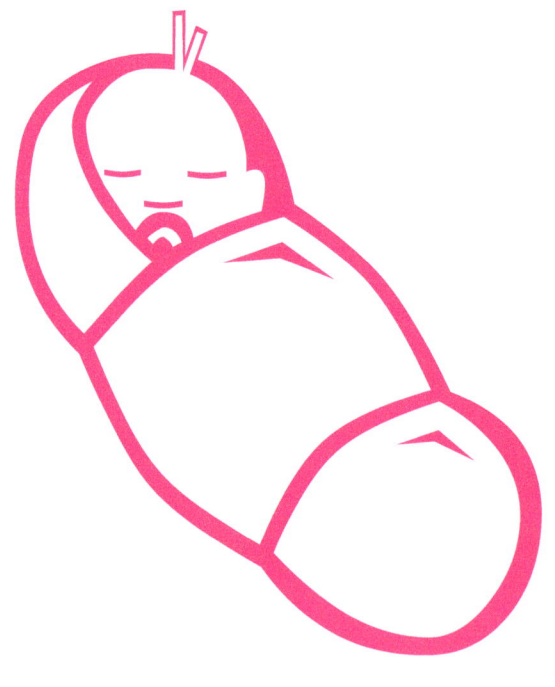

Page 13

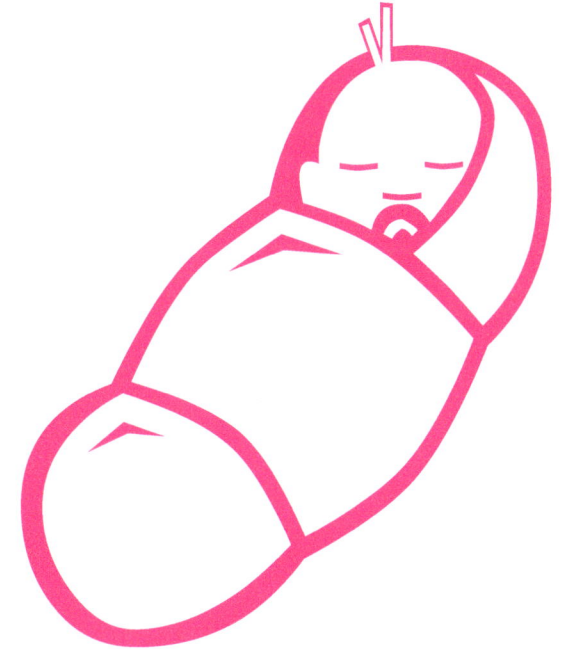

Page 14

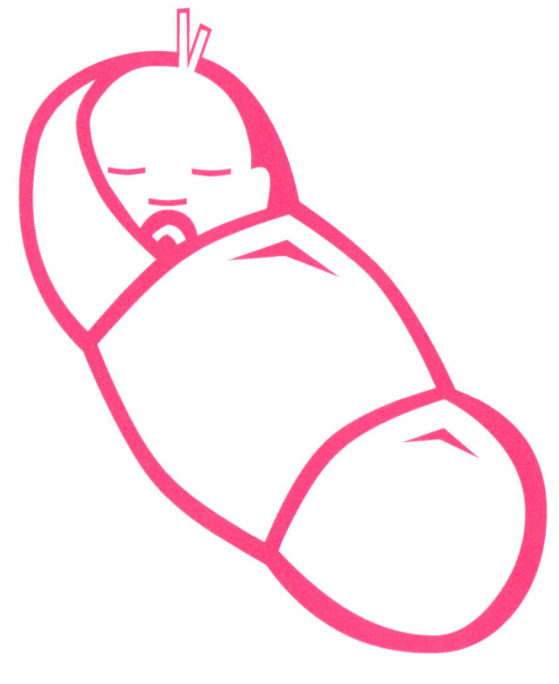

Page 15

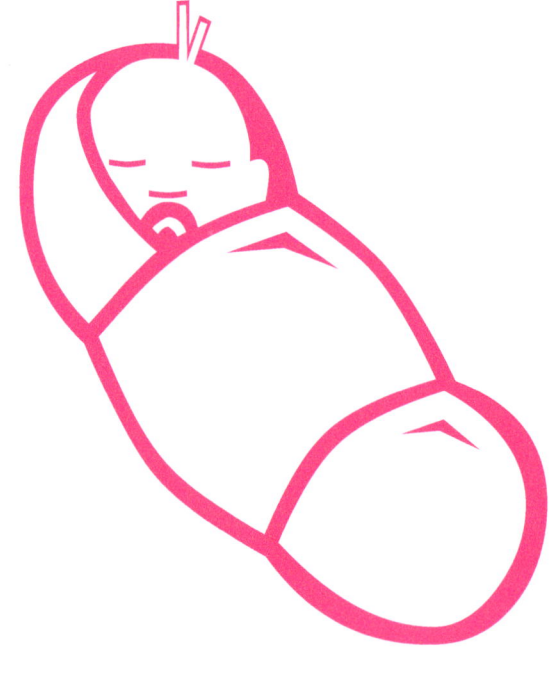

Page 17

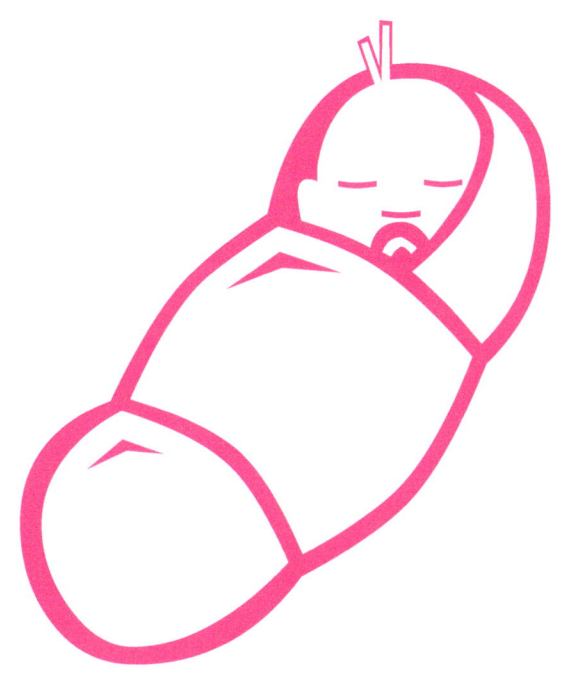

Page 18

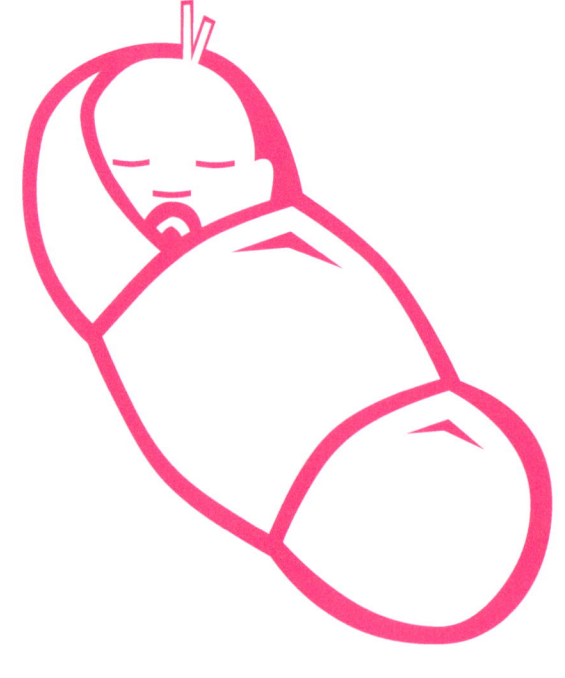

Page 19

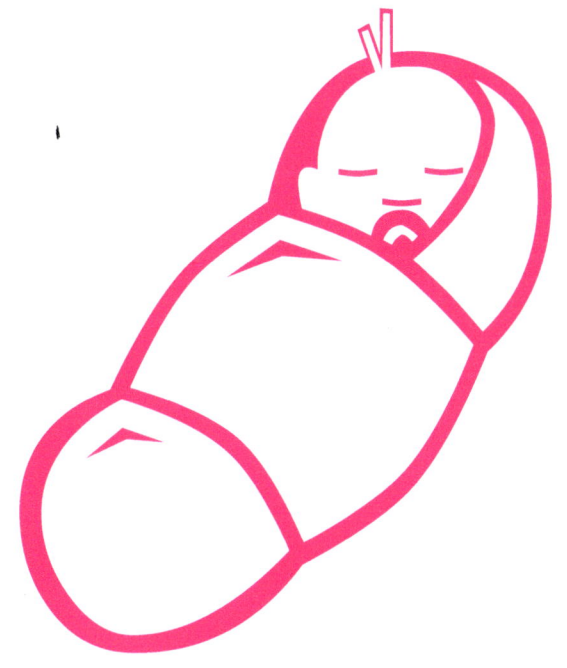

Page 20

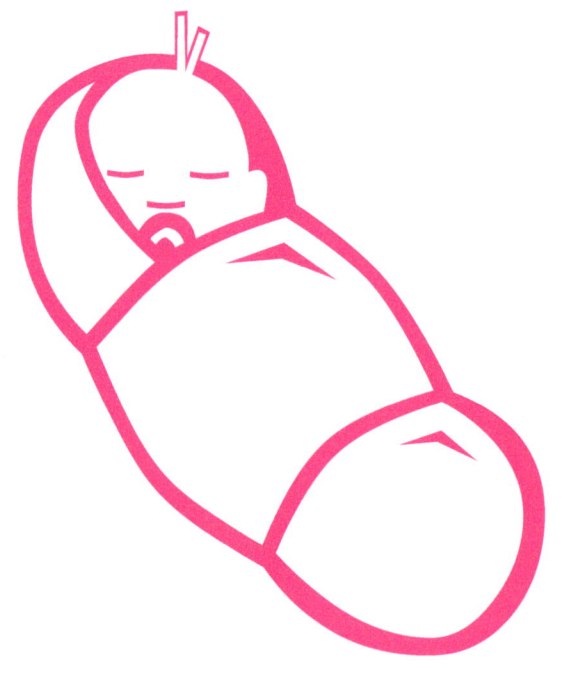

Page 21

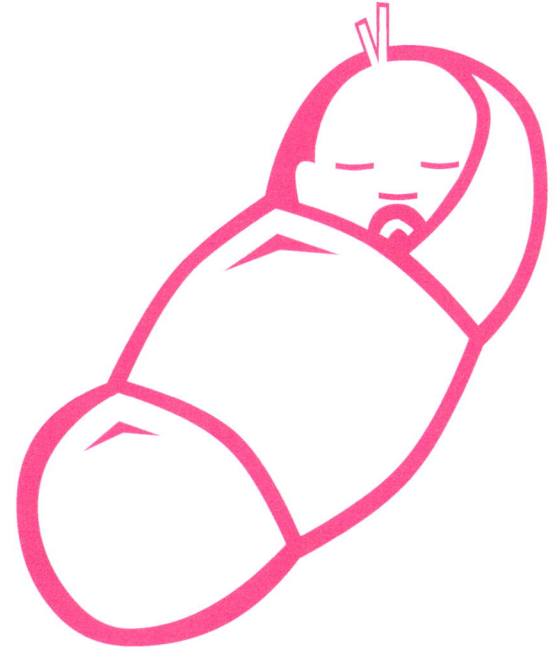

Page 22

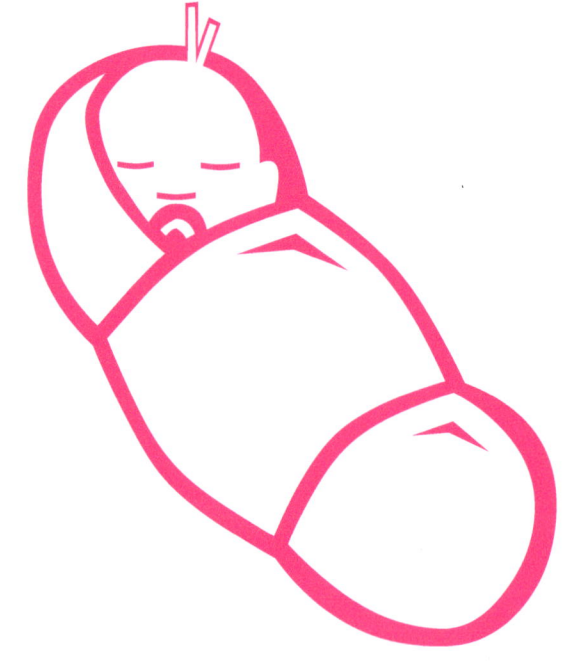

Page 23

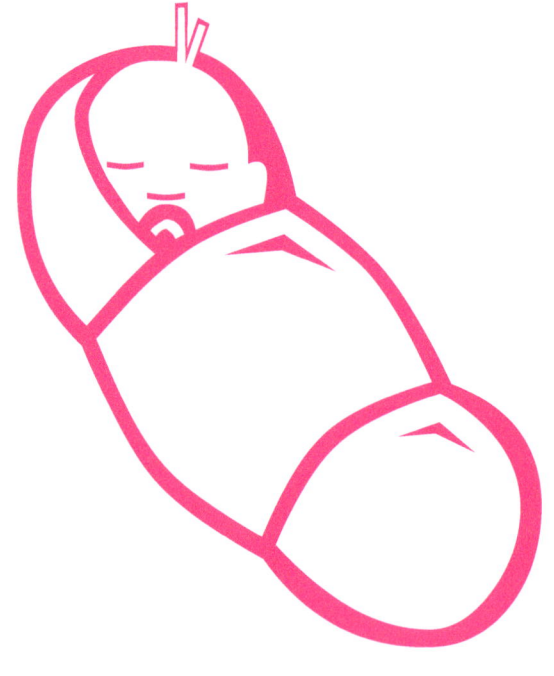

Page 25

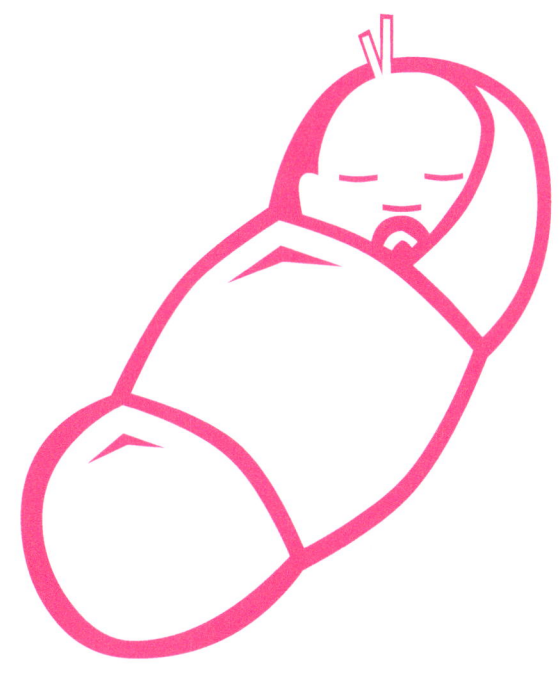

Page 26

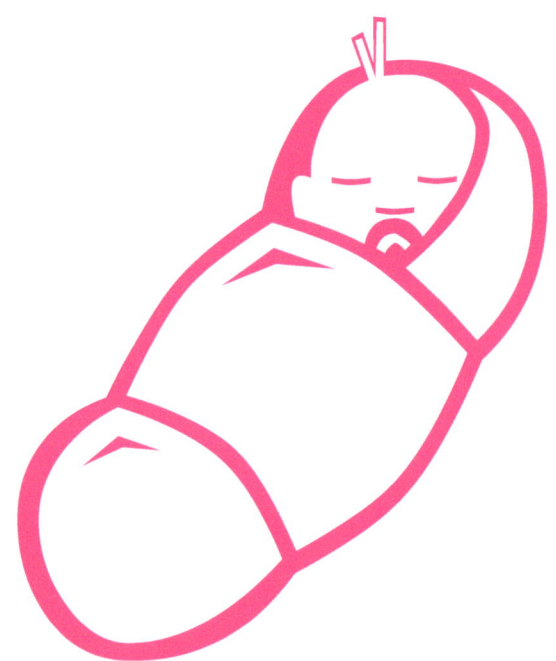

Note Book Series
Author Rita Ferdinando

www.ingramcontent.com/pod-product-compliance
Lightning Source LLC
Chambersburg PA
CBHW050425180526
45159CB00005B/2411